ÉTUDE

SUR

LA POLYURIE

DANS

QUELQUES AFFECTIONS CHIRURGICALES

DES

VOIES URINAIRES

PAR

Noël MASSON

Docteur en médecine de la Faculté de Paris,

PARIS

LIBRAIRIE ALEXANDRE COCCOZ

11, RUE DE L'ANCIENNE-COMÉDIE 11,

—

1878

ÉTUDE

SUR

LA POLYURIE

DANS

QUELQUES AFFECTIONS CHIRURGICALES

DES

VOIES URINAIRES

PAR

Noël MASSON

Docteur en médecine de la Faculté de Paris,

PARIS

LIBRAIRIE ALEXANDRE COCCOZ

11, RUE DE L'ANCIENNE-COMÉDIE 11,

1879

A LA MÉMOIRE DE MON GRAND-PÈRE
ET DE MA GRAND'MÈRE

A LA MÉMOIRE DE MES ONCLES

A MON PÈRE ET A MA MÈRE

Témoignage de vive affection et de profonde reconnaissance.

A MES SŒURS

A MON BEAU-FRÈRE

A MES CHERS ONCLES

A MES BONNES TANTES

A TOUS MES PARENTS

A MES AMIS

A MON CHER MAITRE ET PRÉSIDENT DE THÈSE

M. LE PROFESSEUR GUYON

Professeur de pathologie externe à la Faculté de médecine de Paris,
Chirurgien de l'hôpital Necker,
Membre de l'Académie de médecine,
Président de la Société de chirurgie,
Chevalier de la Légion d'honneur.

A M. LE PROFESSEUR CHATIN

Membre de l'Institut,
Directeur de l'École de pharmacie de Paris,
Président honoraire de l'Académie de médecine,
Officier de la Légion d'honneur.

Veuillez accepter le témoignage de ma profonde gratitude.

A MES PREMIERS MAITRES
DE L'ECOLE DE MÉDECINE DE GRENOBLE

A TOUS MES MAITRES
DANS LES HOPITAUX DE PARIS.

ÉTUDE

SUR

LA POLYURIE

DANS

QUELQUES AFFECTIONS CHIRURGICALES

DES

VOIES URINAIRES

> Une observation ne doit pas être seulement physique, mais interprétative. (Civiale, Mal. des org. génito-urinaires, tome I.)

Vers la fin de nos études médicales, nous avons pu suivre, avec une certaine assiduité, les leçons cliniques de M. le professeur Guyon. Nous avons souvent entendu l'éminent chirurgien de l'hôpital Necker appeler l'attention de son nombreux auditoire sur les phénomènes de polyurie qui se montrent parfois dans le cours des maladies des voies urinaires. Il nous a paru intéressant d'étudier ce point de séméiologie pour en faire le sujet de notre thèse inaugurale.

Dans nos recherches, nous n'avons presque rien trouvé, chez les auteurs, même les plus modernes. Et, si nous sommes parvenu à réunir quelques matériaux pour ce travail, nous le devons à l'obligeance de notre excellent maître, qui a bien voulu nous autoriser à recueillir des observations dans son service. Qu'il nous permette de le remercier tout spécialement pour la bienveillance avec laquelle il nous a communiqué des documents précieux extraits de son ouvrage en voie de publication.

Messieurs les internes ont droit aussi à toute notre reconnaissance pour le concours dévoué qu'ils n'ont cessé de nous prodiguer pendant l'accomplissement de notre tâche.

CHAPITRE PREMIER.

DÉFINITION, HISTORIQUE ET DIVISION DU SUJET.

L'augmentation de la quantité des urines paraît avoir occupé la plupart des auteurs, même les plus anciens. Au moyen âge, le flux abondant des urines, coïncidant avec une soif exagérée, fut admis, sans conteste, comme entité morbide parfaitement distincte.

Au XVIIe siècle, Th. Willis (1), en constatant que les urines des malades ne présentaient pas toujours les mêmes caractères, que tantôt elles contenaient du sucre, tantôt, au contraire, étaient insipides, morcela, pour ainsi dire, cette affection et établit deux variétés de diabète, l'un sucré, l'autre insipide.

Ce que Th. Willis avait commencé au XVIIe siècle,

(1) Th. Willis. Pharmaceutice rationalis, sect. 4, cap. 3 (in opera omnia). — Amstelœdami, 1862, t. II, p. 64.

R. Willis chercha à le continuer, il y a cinquante ans (1), et, reprenant la méthode d'analyse et de dissociation de son prédécesseur, il démontra que, sous le nom de diabète insipide, on comprenait des maladies tout à fait distinctes qu'il importait de séparer, aussi bien au point de vue chimique qu'au point de vue clinique, tant sont tranchés les caractères qui leur sont propres. C'est en se basant sur la constitution même de l'urine que cet auteur décrivit trois variétés de diabète insipide : 1° l'hydrurie caractérisée par la diminution des principes solides ; 2° l'anazoturie dans laquelle on constate un abaissement notable de la quantité d'urée sécrétée en vingt-quatre heures ; 3° l'azoturie dans laquelle, au contraire, la quantité d'urée est augmentée d'une façon notable.

Falck (2) modifia quelque peu la classification de Willis et décrivit : 1° la polypissurie, correspondant à l'azoturie de Willis ; 2° la polydiluturie qui englobe sous un même nom l'hydrurie et l'anazoturie de Willis.

A l'exemple de Falck, et, suivant en cela les classifications de Vogel, Kien (3), de M. Lécorché, dans son ouvrage sur le diabète, nous appellerons polyuriques les malades dont les urines présenteront les caractères des deux premières variétés de Willis ou de la polydiluturie de Falck.

Notre intention n'est pas de faire un historique complet de la polyurie, puisque nous nous bornons actuellement à l'étude de ce symptôme dans certaines affec-

(1) R. Willis. Urinary diseases and their treatment. London 838.

(2) Falck. Zur Lehre von der rinfachen polyurie (Deutsche Klin. 1853).

(3) Kien. De la polyurie. Th. Strasbourg, 1865.

ons des voies urinaires. Les quelques phrases précédentes suffiront pour indiquer la valeur du terme polyurie, et permettront déjà de faire entrevoir les caractères de l'urine de nos malades.

Quand il s'agit de la polyurie spécialement étudiée dans les affections vésicales, nous ne trouvons que de bien légères indications dans les auteurs.

Sauvages, dans sa Nosologie (1), paraît, au siècle dernier, avoir constaté l'augmentation de quantité des urines dans les affections vésicales, quand il établit une variété de polyurie sous le nom de : « Ischuria polyu« rica a vesica lotio diutius cohibito distenta ». Mais si on lit l'observation qui fait suite à ce titre, on reconnaît bientôt qu'il s'agit, non pas d'une polyurie véritable, mais d'une rétention d'urine ayant amené une distension énorme de la vessie et s'accompagnant d'incontinence par regorgement.

Lallemand, dans son Traité des pertes séminales (2), mentionne la polyurie comme constante chez les malades atteints de pollutions nocturnes et explique cette polyurie par une excitation anormale des reins, excitation comparable à celle du testicule qui se produit, dans les mêmes circonstances, et amène la sortie involontaire et fréquemment répétée du sperme qui se sécrète en plus grande quantité.

Nous pouvons, à ce sujet, reproduire ici le texte même de l'auteur :

« Tous les malades atteints de pollutions nocturnes reconnaissant pour causes d'anciennes blennorrhagies guéries incomplétement, tous ces malades, sans excep-

(1) Sauvages. Nosologie, t. IX, p. 283, 1775.

(2) Lallemand. Des pertes séminales, t. I, p. 190, 1835-43 et observation LV.

tion, rendent, en vingt-quatre heures, une plus grande quantité d'urine qu'à l'état sain; ainsi, lorsque les reins n'ont pas été enflammés, ils éprouvent une irritation plus ou moins vive, ou, du moins, une excitation suffisante pour augmenter notablement leurs fonctions. »

Et plus loin, il ajoute :

« Les testicules se sont trouvés dans les mêmes conditions, car, lors même qu'ils n'ont été le siége d'aucune inflammation, d'aucune douleur, leur activité était augmentée; le sperme n'était pas seulement expulsé involontairement, il devait encore être sécrété en plus grande abondance, sans quoi les pertes séminales n'auraient pu être si multipliées.

« Les urines n'étaient pas seulement plus abondantes, elles avaient encore changé de nature, abstraction faite du pus et des mucosités qui pouvaient s'y trouver; elles étaient plus pâles, plus aqueuses; elles contenaient moins d'urée et d'acide urique. »

Ce dernier passage nous montre très-nettement que l'attention de Lallemand avait été attirée aussi sur le changement de qualité des urines, changement que nous avons noté de la façon la plus constante, et que nous trouvons indiqué dans toutes nos observations.

Les mêmes caractères de l'urine sont relatés plus loin, à l'observation LV du même auteur.

En 1844, Leroy d'Etioles (1), reprochant à Civiale de confondre le début de l'hypertrophie de la prostate avec un état névralgique du col de la vessie, indique la polyurie et certaines altérations de l'urine comme signes initiaux du développement de cette glande.

« Dans la première période de l'engorgement de la prostate, dit-il, que Civiale confond avec la névralgie

(1) Leroy d'Etioles. Lettres à l'Académie des sciences, 1844.

du col de la vessie, l'urine fournit des indices; au commencement de la première période elle est limpide, moins colorée même, et plus abondante que dans l'état naturel, surtout lorsque les symptômes s'exaspèrent, car ils apparaissent ou augmentent par crises, sous l'influence atmosphérique ou même sans cause appréciable. Les malades appellent nerveuses ces urines incolores auxquelles ils attribuent l'accroissement de leur souffrance. Plus tard on y voit des filaments ronds, blanchâtres, ressemblant à des bouts de fil ou à des vermisseaux; ils sont très-probablement formés par le mucus concrété dans les canaux excréteurs de la prostate. »

En 1848, Mercier (1) rapporte les opinions de Lallemand et de Leroy d'Etioles, relativement à la polyurie; il mentionne lui-même ce symptôme, mais s'attache plus spécialement aux changements de qualité.

Dans ces ouvrages spéciaux sur les maladies des voies urinaires, nous trouvons donc de simples mentions du symptôme que nous nous proposons d'étudier.

Dans les différentes monographies plus récentes sur la polyurie, les affections vésicales ne figurent même pas au chapitre de l'étiologie; nous ne trouvons rien ayant trait à notre sujet, dans les thèses de Lacombe (2), Magnant (3), Kien (4), Kiener (5).

En 1866, M. le professeur Lasègue (6) publiait, dans les *Archives de médecine*, une note relative à l'état

(1) Mercier. Recherches sur les valvules du col de la vessie comme cause de rétention d'urine, p. 132, 1848.

(2) Lacombe. Th. Paris, 1852, de la polyurie.

(3) Magnant. Diabète insipide. Strasbourg, 1862.

(4) Kien. Polyurie. Th. de Strasbourg, 1865.

(5) Kiener. Physiologie sur la polyurie. Th. de Strasbourg, 1866.

(6) Lasègue. Ach. de méd., t. II, p. 80, 1866.

actuel de nos couaaissances sur la polyurie; les maladies urinaires n'y trouvent aucune place.

M. Lancereaux, dans sa thèse d'agrégation de 1869, s'occupe surtout de la polyurie essentielle et de celle qui accompagne certains traumatismes encéphaliques; nous voyons dans un excellent tableau ce symptôme se produire à la suite d'un état hystérique, d'une émotion vive, d'excès alcooliques, d'un refroidissement subit, d'une insolation, de maladies aiguës, inflammatoires ou fébriles; d'autres fois il reconnaît pour cause l'hérédité ou des traumatismes de la tête; jamais il n'est question de maladies intéressant la vessie ou l'urèthre.

En 1873, M. le professeur Verneuil eut l'occasion d'observer dans son service plusieurs malades atteints d'hypertrophie de la prostate et consécutivement de rétention d'urine, qui présentaient une polyurie très-accusée; ces cas sont rapportés dans la thèse de M. le Dr Persillon (De la polyurie suite de rétention d'urine, 1876). C'est déjà un point intéressant de la question qui nous occupe, et dans cette thèse nous trouvons discutées un certain nombre d'hypothèses relatives à la pathogénie de cette polyurie; nous y reviendrons dans la suite, en nous écartant peut-être quelque peu des conclusions de l'auteur.

Dans son Traité du diabète (1877), M. Lécorché signale, en y insistant quelque peu, la polyurie symptomatique des altérations prostato-vésicales; il dit que les polyuries qu'on a dit essentielles chez le vieillard sont le plus souvent symptomatiques d'états morbides divers, caractérisés par des mictions fréquentes, et consistant dans des altérations de la vessie ou de la prostate.

Nous le verrons dans la suite, la polyurie que nous étudions peut, dans certains cas, être imputée à des altérations concomitantes du parenchyme rénal; celle-là a été depuis longtemps mentionnée d'abord par les auteurs anglais, comme symptôme de la néphrite interstitielle. Dickinson, Grainger-Stewart insistent sur ces faits. De même ils ont été indiqués en Allemagne par Rosenstein et Bartels. Qu'il nous suffise ici de rappeler ces quelques noms.

Notre intention est de consacrer le second chapitre de ce travail à l'étude des modifications quantitatives et qualitatives de l'urine chez nos polyuriques.

Le troisième chapitre sera réservé à l'étude clinique du symptôme polyurie dans les maladies chirurgicales les plus importantes de la prostate, de la vessie et de l'urèthre; à la durée et à la marche de ce trouble fonctionnel.

Dans le quatrième chapitre, nous chercherons à expliquer ce symptôme dans la mesure de nos forces, et selon les données de la physiologie, en n'admettant que les hypothèses qui nous paraîtront les moins hasardées.

Nous terminerons par quelques mots sur le pronostic.

CHAPITRE II.

MODIFICATIONS QUANTITATIVES ET QUALITATIVES DE L'URINE.

Quelques lignes nous suffiront pour rappeler brièvement les caractères de l'urine normale.

Dans l'état de santé, et au moment de l'émission, l'urine est ordinairement d'un jaune ambré; mais de nombreuses causes physiologiques ou morbides peuvent faire varier cette coloration, et l'on peut dire d'une façon générale que la couleur de l'urine permet souvent de saisir l'existence de changements survenus dans les proportions des principes constituants ; ce qui peut nous permettre de dire avec M. Robin (Traité des humeurs), sauf un certain nombre d'exceptions, que la diminution d'intensité de la couleur de l'urine indique un accroissement de l'action rénale dans un temps donné et une diminution relative de la proportion des principes solides, de l'acide urique et des urates particulièrement.

Quelle que soit l'intensité de la couleur de l'urine normale, un fait est à noter, c'est que presque toujours elle est claire, transparente et limpide.

Sa densité, sujette à de nombreuses variations, est ordinairement comprise entre 1.015 et 1.030. Sa réaction est franchement acide, et après son émission elle ne tarde pas à se décolorer, à déposer des sels, à devenir alcaline et à exhaler une odeur ammoniacale très-marquée.

D'après Berzelius, l'eau entre pour 933 parties sur 1000 dans la constitution de l'urine normale.

Il est très-difficile de calculer exactement la quantité normale de l'urine en 24 heures. Les limites extrêmes ont été placées par Becquerel entre 900 et 1500 grammes ; le même auteur donne pour quantité moyenne chez les hommes 1267 gr. et chez les femmes 1371.

Quant à l'urée dont la présence a été reconnue pour la première fois par Rouelle en 1773, et désignée sous le nom d'extrait savonneux de l'urine, nous savons, d'après les recherches de Le Canu, qu'elle est sécrétée en quantités égales, pendant des temps égaux, par un même individu ; qu'elle est sécrétée en quantités variables par des individus différents, qu'elle est en moyenne, dans les 24 heures, de 28 grammes pour les hommes,

19 pour les femmes, 8 pour les vieillards, 13 pour les enfants de trois ans environ.

L'acide urique, qui est un produit d'oxydation de matières albuminoïdes moins avancée que l'urée, existe en très-faible quantité dans l'urine normale. D'après Becquerel et Rodier (*Traité de chimie pathologique*, p. 283), sur 1000 parties d'urine, la moyenne oscille entre 0,4 et 0,6 ; ce qui fait à peu près pour 1250 gr. d'urine, de 0.50 à 0.75 centigrammes.

Nous laisserons de côté actuellement les autres principes constituants de l'urine ; seules les variations de l'urée et de l'acide urique nous occuperont dans l'étude de la polyurie des voies urinaires.

Si nous rapportons dans ce travail un certain nombre de cas de polyurie chez des malades atteints de maladies diverses de l'appareil urinaire, nous ne devons pas cependant exagérer la fréquence de ce symptôme et faire une règle absolue d'un phénomène qui sans aucun doute est inconstant et ne se montre que dans certains cas restreints.

Depuis quelque temps nous observons à l'hôpital Necker un certain nombre de malades ; la salle Saint-Vincent est constamment remplie des cas les plus divers, et tous ces malades n'ont pas de polyurie.

Il nous a été donné de parcourir un très-grand nombre d'observations recueillies depuis plusieurs années, et nous ne trouvons le symptôme polyurie mentionné que chez un petit nombre de malades, sauf chez les individus atteints d'hypertrophie de la prostate et consécutivement de rétention incomplète chez lesquels ce trouble existe d'une façon presque générale.

Ce petit nombre d'observations et le silence général des auteurs ne sauraient nous décourager dans notre tâche, et nous nous proposons d'élucider ce symptôme en lui-même, de mentionner les autres altérations capitales de l'urine, et d'en rechercher, s'il est possible, l'explication physiologique.

C'est chez les malades atteints de rétrécissement de l'urèthre, de cystite chronique, d'hypertrophie ou de néoplasme de la prostate, de granulations tuberculeuses de la vessie, de rétention d'urine qu'on observe le plus souvent une exagération de la sécrétion urinaire.

Nous ne devons pas nous attendre à rencontrer chez nos malades des quantités considérables d'urine. Dans la polyurie consécutive à des lésions cérébrales, soit spontanées, soit traumatiques, il n'est pas rare de voir un flux urinaire atteindre six, huit, dix litres et même plus en vingt-quatre heures.

Nos malades au contraire urinent en moyenne une quantité d'urine double de celle qui est sécrétée à l'état normal. Il suffit de se reporter aux observations que nous publions plus loin pour se convaincre de ce fait : c'est entre 2000 et 3000 grammes que se fait en général l'écart de la journée.

Un fait nous a particulièrement frappé : c'est l'absence, dans certains cas, de rapports entre la sécrétion de l'urine et la quantité d'eau ingérée par nos malades.

Dans presque toutes nos observations ayant trait à des hypertrophies de la prostate, nos malades buvaient peu, ou du moins ne buvaient guère plus que d'habitude. Il en est de même dans les observations de Barnoux et de Cathelin (obs. 3 et 4) atteints de rétrécissement, et dans celle de Barré (obs. 10), qui présente des lésions tuberculeuses de la vessie et de la prostate.

Toutefois, dans d'autres cas, nous avons noté un rapport constant entre la soif d'une part et la sécrétion de l'urine d'autre part. Les nommés Renault, Cuenet et Léonard (obs. 12, 11 et 2) buvaient beaucoup, le plus souvent deux ou trois pots de tisane par jour, et nous avons remarqué que les jours où la soif était moins vive, le flux urinaire était moins abondant. Devons-nous voir entre ces deux symptômes une relation évidente de cause à effet ? Certainement dans les cas où ils se manifestent simultanément ; mais ce n'est pas une règle constante, et la moitié de nos cas s'en éloigne.

Tout le monde sait qu'à l'état normal l'urination est influencée directement par la quantité de liquide ingérée. Les personnes qui boivent beaucoup de bière, par exemple, rendent beaucoup d'urine, et celle-ci est peu chargée de sels et de principes solides ; sa densité est peu élevée. Nous savons que l'ingestion de boissons aqueuses produit l'hydrurie, prise dans le sens véritable du mot. Les observations de Kien sur lui-même en font foi. Mais nous ne devons pas oublier que nous avons affaire non pas à des individu sains, mais à des malades chez lesquels les conditions de la sécrétion sont changées.

Si nous voyons une relation évidente entre la soif et la polyurie, nous ne devons pas, à l'exemple de Lacombe (Thèse 1841), subordonner la polyurie à la polydipsie. Nos malades boivent beaucoup parce qu'ils urinent beaucoup : la proposition renversée n'est pas toujours admissible.

L'étude approfondie de nos observations nous permet de remarquer que cette polyurie est presque toujours plus accusée la nuit que le jour. Or, ainsi que le fait remarquer M. le professeur Guyon, les malades de l'hôpital ont peu à boire la nuit sauf de rares exceptions ; aussi il nous paraît impossible dans certains cas de se retrancher derrière la polydipsie pour expliquer la polyurie.

En même temps que se manifeste cette hypersécrétion

rénale, on constate des modifications très-importantes dans les caractères de l'urine.

Parfois elle est claire, transparente, décolorée. Cette transparence est assez rare. Si on la rencontre fréquemment dans la polyurie d'origine rénale, c'est-à-dire dans la sclérose interstitielle, elle se montre moins souvent dans le cours des affections vésicales; cependant lorsque l'altération des muqueuses de l'appareil urinaire n'est ni profonde ni ancienne, on peut trouver cette transparence, mais ce n'est qu'au début de la première période de la maladie, et l'urine ne tarde pas à se troubler légèrement.

Ce n'est pas à dire pour cela qu'elle devienne foncée; au contraire, elle prend un aspect blanchâtre, laiteux; elle ressemble quelque peu à de l'urine chyleuse, à une solution d'orgeat fortement étendue d'eau; on croirait avoir versé quelques cuillerées de lait dans le bocal où est conservé le liquide.

Si on laisse reposer cette urine, on est parfois étonné de ne trouver au bout de plusieurs heures qu'un très-léger dépôt; encore faut-il que la muqueuse vésicale soit assez malade et sécrète une quantité appréciable de pus. En effet ce dépôt est formé de pus, de mucus vésical et de nombreux cristaux de phosphate ammoniaco-magnésien. Au microscope nous y trouvons des globules blancs parfois en assez grand nombre; mais ils n'ont pas leur aspect normal; au lieu d'être globuleux, ils sont déchiquetés, crénelés pour ainsi dire, et leur contenu est granuleux; ils tendent à se désagréger et à disparaître sous forme de granulations. L'addition d'ammoniaque dans ce dépôt le rendra visqueux et filant, et l'analyse chimique viendra confirmer l'examen microscopique.

La reconnaissance des cristaux phosphatiques sera très-facile; en laissant évaporer ce dépôt, nous trouvons une petite masse pulvérulente, d'aspect crayeux, un peu jaunâtre; si nous plaçons quelques grains de cette poussière sous le champ du microscope, nous voyons des cristaux transparents, sous forme de parallélipipèdes, qu'on a comparés parfois à des cercueils, et qui se distinguent encore à ce qu'ils se dissolvent facilement sans dégagement de gaz, au contact de l'acide acétique, même étendu, sans donner lieu à la formation de cristaux d'acide urique.

Ce phosphate ammoniaco-magnésien existe en quantité variable suivant le genre d'affection urinaire, mais sa présence est constante.

Les quelques caractères microscopiques et chimiques que nous venons d'étudier se rencontrent non-seulement dans le dépôt qui résulte du repos prolongé de l'urine, mais aussi dans une goutte d'urine, prise soit immédiatement après l'émission, soit quelques heures plus tard. Dans cette goutte d'urine aussi bien que dans le dépôt, on trouve les globules de pus souvent déformés, et de nombreux détritus épithéliaux.

Normalement, l'urine contient presque toujours des cellules épithéliales provenant de la vessie ou de l'urèthre, mais en faible proportion. Lorsque ces muqueuses sont malades, lorsque surtout l'affection est chronique, on voit ces cellules augmenter de nombre, et de plus elles se sectionnent, présentent des cassures plus ou moins nettes, deviennent granuleuses, et même peuvent se présenter sous forme de granulations juxtaposées, dans lesquelles il est parfois assez difficile de reconnaître la transformation d'une cellule.

C'est à la présence de ces débris épithéliaux autant qu'au phosphate ammoniaco-magnésien qu'est due cette coloration blanchâtre particulière, sur laquelle nous avons insisté à dessein.

La pesanteur spécifique est considérablement diminuée ; elle n'est guère que de 1,005 à 1,010, il est rare de la voir atteindre 1,015. Cette densité est en raison directe de la polyurie ; plus elle est accusée, plus le poids spécifique est faible ; cette proposition n'a pas besoin de longs développements.

L'odeur de ces urines n'offre rien de caractéristique ; elle est toutefois plus prononcée qu'à l'état normal au moment de l'émission ; plus tard, elle n'est plus seulement fade, elle devient franchement ammoniacale ; tout le monde a été frappé de cette odeur, surtout lorsque l'urine a été gardée pendant vingt-quatre heures au chevet du lit du malade.

Au moment de la miction, l'urine d'un polyurique est rarement franchement acide ; le papier de tournesol ne rougit pas ; le papier rouge ne bleuit pas.

Ces urines sont presque toujours neutres, mais elles ne tardent pas à devenir alcalines ; c'est alors que l'odeur s'accuse davantage. L'alcalinité franche est assez rare à l'émission, à moins toutefois que nos malades ne présentent des complications telles que le catarrhe vésical chronique.

La quantité d'urée ne s'éloigne pas beaucoup du chiffre normal, si on calcule l'urine des vingt-quatre heures ; mais il est bien évident que dans 1,000 gram. d'urine d'un polyurique il y a beaucoup moins d'urée.

Nous ne devons pas prendre comme chiffre normal de l'urée le chiffre de 28 gram., par exemple, indiqué chez les individus soumis à un régime azoté excellent Nos malades d'hôpital, par leurs antécédents et leurs conditions d'existence, ne peuvent servir de point de départ à aucune comparaison ; en effet, ils excrètent à peine 20 gram. d'urée par jour. Nos polyuriques ne s'éloignent que peu de ce chiffre ; en effet, chaque litre d'urine contient de 6 à 8 gram. d'urée, ce qui nous donne à peu près un total normal, si nous prenons 3,000 gram. comme moyenne.

Quant à l'acide urique, un fait constant est à noter, c'est sa diminution absolue en vingt-quatre heures. Au lieu de 0,60 à 0,80 centigr. par jour, nos malades en sécrètent à peine de 0,20 à 0,30 centigr.

Telles sont les modifications de quantité et de qualité de l'urine qui nous ont paru intéressantes à étudier dans les affections des voies urinaires. Nous allons voir actuellement les variations apportées à ces troubles, selon la nature et la marche de l'affection à laquelle on a affaire.

CHAPITRE III.

ÉTUDE CLINIQUE DE LA POLYURIE DANS QUELQUES AFFECTIONS DE L'URÈTHRE, DE LA PROSTATE ET DE LA VESSIE.

1° *Polyurie chez les malades atteints de rétrécissement de l'urètre.*

Chez ces malades la polyurie se montre à plusieurs périodes de l'affection.

Souvent, lorsque les malades viennent consulter, ils sont déjà polyuriques depuis longtemps, mais n'y ont pris garde. Habitués à uriner souvent, ils nous renseignent parfaitement sur le nombre des mictions, mais ne donnent que des détails très-vagues lorsqu'on leur demande de préciser la quantité d'urines rendues en vingt-quatre heures.

Cette polyurie n'est pas la règle. Nous avons pu observer un grand nombre de rétrécis dans le service de M. le professeur Guyon. Quatre malades seulement sur une centaine environ présentaient ce symptôme. Nous en avons recueilli deux observations que nous publions actuellement, et deux autres, inédites, que nous devons à l'obligeance de notre maître.

Obs. I (personnelle). — Rétrécissements anciens de l'urèthre. Trois uréthrotomies internes. Polyurie.

Mathey (Louis), âgé de 36 ans, entré le 22 novembre 1878 à l'hôpital Necker, service de M. le professeur Guyon.

Ce malade est entré dans ce service pour la première fois, le 28 novembre 1872 (le commencement de cette observation a été recueilli par l'interne du service).

L'état général du malade est assez mauvais. Le malade urine très-difficilement. On ne peut faire franchir les rétrécissements à aucune bougie filiforme, et on est réduit à placer une bougie de cire au devant du rétrécissement. Ce n'est que le 12 décembre qu'on peut introduire une bougie filiforme.

Le lendemain on tente en vain une nouvelle introduction; le malade est pris d'accès de fièvre assez intense qui se renouvelle les jours suivants.

On continue à placer des bougies de cire au-devant du rétrécissement, et ce n'est que le 29 janvier 1873 qu'on put pratiquer l'uréthrotomie interne.

Depuis longtemps le malade ne vidait pas sa vessie. Immédiatement après l'opération il rend 775 gr. d'urine.

Depuis longtemps le malade avait remarqué que non-seulement il urinait souvent, mais qu'il urinait beaucoup. On put facilement constater ce fait en gardant ses urines; après l'opération le malade rendit pendant un certain temps des urines très-abondantes, pâles et troubles.

On fit la dilatation quinze jours après l'uréthrotomie, et on employa ensuite les sondes métalliques. Le malade sortit à peu près guéri, urinant moins souvent et en moins grande quantité.

Il revint en 1876 signalant les mêmes accidents; son canal était dur, tortueux, il était impossible de passer aucune bougie; le malade urinait souvent et beaucoup, l'urine présentait les mêmes caractères. On essaya à différentes reprises la dilatation mais en vain, et on fit une deuxième uréthrotomie interne. Le malade sortit amélioré.

Il rentra une troisième fois à Necker le 23 décembre 1877. Jusqu'au 7 février 1878, on ne put pénétrer dans la vessie; M. Guyon avait déjà à plusieurs reprises parlé de pratiquer l'uréthrotomie externe. Le 7 février on put introduire une bougie collodionnée; mais le malade, à bout de souffrances, la retira.

9 février. On fit l'uréthrotomie interne pour la troisième fois.

Le malade supporta très-bien cette troisième opération; les urines présentaient toujours les mêmes caractères; elles étaient pâles, louches et abondantes.

Le 23. On commença la dilatation avec les bougies Béniqué; cette dilatation était parfois très-difficile, et après diverses alternatives d'aggravation et d'amélioration, le malade quitta l'hôpital, pouvant passer un no 34 des bougies Béniqué.

Il put se sonder pendant plusieurs mois, mais à chaque cathétérisme il était pris d'une rétention qui durait deux jours environ.

Depuis deux mois il ne passe plus de bougies, parce que leur introduction était devenue très-difficile, et par crainte de nouvelles rétentions.

Il entra de nouveau à l'hôpital le 22 novembre 1878.

Depuis son entrée il n'a pas été sondé. L'état général est peu satisfaisant, les fonctions digestives sont paresseuses; l'appétit peu accusé, la soif assez vive; le malade boit environ trois pots de tisane par jour.

Lorsqu'il souffre davantage il boit en plus grande quantité, et par cela même urine plus que d'habitude. Mais il a remarqué parfaitement que la quantité d'urine rendue n'est pas toujours en raison directe de la quantité de boissons ingérées. Il lui arrive souvent de ne boire qu'un pot ou un pot et demi, et d'uriner 3,000 grammes.

Depuis son entrée l'urine est pâle, louche, laisse déposer au fond du bocal, et contient une assez notable proportion de pus.

La quantité est à peu près constante, environ 3,500 gr. en 24 heures qui peuvent se répartir ainsi :

De 11 h. du matin à 6 h. du soir.	1,000	grammes.
De 6 h. du soir à 4 h. du matin...	2,000	—
De 4 h. du matin à 11..........	500	—
En 24 heures.......	3,500	—

Le malade est encore à l'hôpital en observation.

Obs. II (personnelle). — Rétrécissements de l'urèthre. Polyurie.

Léonard, âgé de 55 ans, entré le 8 novembre 1878, service de M. le professeur Guyon.

Ce malade paraît cachectique à son entrée à l'hôpital. Il a été soigné par M. Verneuil à la Pitié, qui l'a traité par la dilatation.

Cette méthode a donné lieu à des accès de fièvre assez intenses, et la vessie restait distendue moyennement.

Le malade, à son entrée, a une orchite gauche, ce qui retarde l'exploration de son canal.

19 novembre. Exploration du canal. Le n° 18 est arrêté dans la fosse naviculaire. Le n° 6 passe au bulbe.

Le 22. Diarrhée abondante. La vessie ne se vide pas.

Le 23. Uréthrotomie interne. Urine très-décolorée, analogue à de l'orgeat mélangé d'eau.

Le 25. La diarrhée a disparu. Le malade va très-bien, la quantité d'urine a considérablement augmentée.

Le 27. La vessie ne se vide pas encore complétement.

2 décembre. L'urine est très-trouble, opaline. Il a rendu 3,500 gr. en 24 heures.

Le 6. Grande amélioration. L'appétit reparaît. La polyurie persiste.

Le 7. Le testicule est complètement guéri. En vingt-deux heures le malade a rendu 3,500 gr. d'une urine qui présente toujours les mêmes caractères.

Le malade boit beaucoup, près de trois pots de tisane par jour.

Le 9. En vingt-quatre heures, 3,500 gr.

Le 10. Le malade beaucoup moins altéré a moins bu de tisane. En vingt-quatre heures, 2,500 gr. d'urine.

Le 11. En vingt-quatre heures, 2,250 gr. d'urine.

Le 12. — 3,250 —

Le 13. — 3,250 —

Le malade est encore en observation.

Obs. III. — Rétrécissements multiples et anciens. Uréthrotomie interne.

Barnoux, 65 ans, entré le 30 novembre 1876, service de M. le professeur Guyon.

Ce malade a eu plusieurs blennorrhagies, la première il y a vingt-cinq ans.

Depuis deux mois les mictions sont fréquentes surtout la nuit. Elles sont douloureuses avant et après l'émission des urines.

Le jet est petit, tombe sur les pieds.

Les urines sont chargées. Légères hématuries anciennes.

Exploration de l'urèthre. — La boule olivaire nº 12 arrive au bulbe après deux ressauts. Arrêt complet sur un rétrécissement très-dur au bulbe, difficile à franchir.

2 décembre. Urines : jour, 1,000 gr. ; nuit, 1,000 gr. = 2,000 gr. en vingt-quatre heures.

Les urines sont alcalines :

Le 3. Jour, 750 gr. ; nuit, 1,000 = 1,750 gr. en vingt-quatre heures.

Le 4. Jour, 1,000 gr. ; nuit, 1,500 = 2,500 gr. en vingt-quatre heures.

Le 5. Jour, 600 gr. ; nuit, 1,900 = 2,500 gr. en vingt-quatre heures.

Le 6. Jour, 600 gr. ; nuit, 1,800 = 2,400 gr. en vingt-quatre heures.

Le 8. Jour, 500 gr. ; nuit, 1,500 = 2,000 gr. en vingt-quatre heures.

Le 9. Même quantité.

Le 13. Uréthrotomie interne. Bougie 14 à demeure.

Le 28. Dilatation avec la bougie 16.

Le 30. On commence à passer des béniqués.

8 janvier. Le malade sort guéri, n'urinant pas plus que d'habitude, et ne rendant pas plus d'urine qu'à l'état normal.

Le malade n'ayant pas continué son traitement, rentre à l'hôpital le 10 mars 1877, et on passe la série des béniqués jusqu'au 1er mai.

Il sort de nouveau, et rentre le 21 février 1878 ; la dilatation l'améliore de nouveau.

Obs. IV. — Rétrécissement de la portion membraneuse de l'urèthre. Hyperthrophie du lobe moyen de la prostate. Traitement par la dilatation.

Cathelin, âgé de 64 ans, entré le 29 novembre 1876, service de M. le professeur Guyon.

Ce malade souffre depuis neuf années de mictions plus fréquentes la nuit que le jour. La douleur existe avant l'émission des urines et au début, mais elle cesse à la fin. Elle augmente quand le malade se fatigue ou se livre à un exercice un peu violent.

Le malade a remarqué de légères hématuries au commencement de sa maladie.

Le jet d'urine est fin, contourné, lent à venir, et le malade pisse sur son pantalon.

La vessie, qui ne se vide pas complètement, forme une saillie globuleuse à l'hypogastre.

Par le toucher rectal, on constate que le bas-fonds est résistant et fait une saillie appréciable dans le rectum.

La prostate un peu augmentée de volume est régulière, non bosselée.

Exploration de l'urèthre. — Tous les explorateurs sont arrêtés au niveau du bulbe. La région membraneuse admet une bougie n° 6.

1er décembre. Le malade a bu dans sa journée au moins un litre de tisane.

Il urine : jour, 1,000 gr. ; nuit, 2,000 = 3,000 gr. en vingt-quatre heures.

On commence la dilatation avec les bougies n° 8 et 9. Mais ces bougies ne passent pas et on laisse reposer le malade quelques jours.

Le 2. Jour, 600 gr. ; nuit, 1,750 = 2,350 gr. en vingt-quatre heures.

Le 3. Jour, 1,000; nuit, 750 = 1,750 gr. en vingt-quatre heures.

Le malade boit très-peu.

Le 4. Même quantité d'urines.

Le 5. Jour, 750 gr. ; nuit, 750 = 1,500 gr. en vingt-quatre heures.

Le 6 et 7. Même quantité.

Le 8. Jour, 750 ; nuit, 1,500 = 2,250 gr. en vingt-quatre heures.

Le 9. Jour, 600 gr.; nuit, 1,000 = 1,600 gr. en vingt-quatre heures.

Le 10. Jour, 800 gr.; nuit, 1,200 = 2,000 gr. en vingt-quatre heures.

On passe le n° 8. Le n° 9 est très-serré.

On continue la dilatation avec les bougies en gomme jusqu'au n° 12.

Le quantité d'urine varie de 1,400 à 2,200 gr.

Le 28. On emploie les béniqués courbes, nos 26, 27, 28, 29, 30.

Du 15 au 28 décembre. Les urines sont plus claires et le malade rend 2,500 gr. en vingt-quatre heures.

Du 1er au 15 janvier 1877, la dilatation se fait très-régulièrement, les urines s'éclaircissent, diminuent un peu de quantité, et le malade sort presque guéri le 15 janvier.

De ces quatre observations recueillies chez des malades atteints de rétrécissement de l'urèthre, nous pouvons tirer un certain nombre de conclusions importantes.

D'abord, ces cas sont loin de constituer la règle; le plus souvent un malade atteint de rétrécissement n'éprouve des accidents que dans la sphère urinaire, l'état général est bon ; c'est plutôt une incommodité qu'une véritable maladie : la plupart de ces malades ne présentent pas de polyurie.

Y a-t-il donc certaines conditions qui favorisent la production de cette polyurie ? Assurément oui. Il faut surtout que la maladie soit *ancienne* et ait retenti sérieusement sur l'appareil sécréteur.

Le premier de nos malades est un homme jeune, il est vrai (36 ans), mais son rétrécissement est ancien ; il est très-serré, infranchissable même, et a produit des désordres dans plusieurs appareils. Les reins, certainement, sont malades, et une partie au moins de sa polyurie peut être imputée aux troubles de cet organe.

Les rétrécissements, nous le savons, influent sur les reins moins souvent que les affections vésicales et prostatiques; toutefois la complication de néphrite interstitielle se rencontre dans les cas invétérés, et notre malade en est un exemple.

Les trois autres malades sont plus âgés (64 ans, 65 ans, 55 ans). L'examen de la prostate indique déjà une hypertrophie marquée de cette glande, et nous avons deux obstacles au cours des urines, l'un dans le canal, l'autre au col vésical.

Ces derniers cas peuvent nous servir de transition pour le paragraphe suivant, alors que nous nous occuperons surtout de la polyurie chez les prostatiques.

Avant de quitter ce point de la polyurie chez les rétrécis, nous devons présenter encore quelques remarques.

La polyurie existait avant le traitement et celui-ci a eu une influence très-marquée sur elle, il l'a fait disparaître en partie du moins (obs. 2, 3, 4). C'est, qu'en effet, l'uréthrotomie interne ou la dilatation, en rétablissant le cours des urines, permettent à la vessie de se vider, et nous verrons dans la suite que la polyurie est parfois d'autant plus abondante que la vessie éprouve plus de peine à se vider.

C'est dire que la durée de cette polyurie sera longue; tant que le malade ne réclamera pas les soins du chirurgien, elle n'aura guère chance de diminuer; parfois même elle ne disparaît pas complément lorsque les urines ont repris leur cours habituel; mais alors elle n'est plus pour le malade qu'une légère incommodité, elle ne donnera plus lieu aux accidents qu'on pouvait craindre avant le traitement, à moins toutefois que les lésions rénales ne soient trop avancées et tout à fait incurables.

2° *Polyurie dans les cas d'altérations pathologiques de la prostate.*

Si la polyurie n'est pas la règle dans les cas de rétrécissement, il n'en est pas de même chez les malades atteints d'hypertrophie prostatique. Un des symptômes les plus accusés de cette affection consiste dans la fréquence des mictions, la nuit surtout, et nous verrons dans le chapitre suivant le lien qui rattache la polyurie à cette fréquence de l'urination.

Un des caractères principaux de l'affection qui nous occupe est d'apporter un obstacle permanent à l'émission des urines, et de provoquer ces rétentions qui sont si fréquentes et qui sont parfois méconnues si longtemps par le malade et même le médecin.

Tant que l'hypertrophie de la prostate est simple, c'est-à-dire tant que la lésion ne donne lieu qu'à des urines fréquentes sans manifestations générales et sans rétention même incomplète, la polyurie n'est pas a craindre, ou du moins si elle apparaît, elle n'influe que très-peu sur la maladie locale. Mais dès que la vessie s'enflamme, dès que la prostate s'hyperémie, la rétention incomplète apparaît. Dans les cas les plus simples cette rétention se fait sans distension appréciable du réservoir vésical et alors la polyurie est peu abondante et peu redoutable.

Lorsque, au contraire, par suite des progrès de la maladie, la vessie remonte jusqu'à l'ombilic et le dépasse même, on voit la polyurie s'accuser d'avantage, la vessie restant toujours presque pleine.

Cette polyurie diminue peu à peu lorsque l'obstacle au cours des urines a été enlevé; aussi le meilleur moyen pour combattre ce symptôme consiste dans le cathétérisme répété s'il ne provoque pas d'accidents, ou dans l'emploi de la sonde à demeure que l'on débouche toutes les heures en ayant soin de n'évacuer à chaque fois qu'une partie du réservoir.

L'urine présente ces caractères indiqués précédemment, toutefois le dépôt est peut-être dans quelques cas un peu plus abondant et ces urines plus louches ; on constate facilement qu'elles contiennent du pus en quantité plus grande. C'est que la vessie se prend consécutivement, et offre toutes les lésions et tous les troubles du catarrhe.

A l'appui des propositions que nous venon sd'émettre, nous publions les quatre observations suivantes :

Obs. V. — Service de M. Guyon.

Paly (Adolphe), âgé de 56 ans, jardinier. Entré le 24 janvier 1877, salle Saint-Vincent, n° 29.

Malade depuis un an, époque à laquelle il a eu une première rétention. Il a fait des excès de boisson, de bière principalement.

Il a toujours uriné beaucoup depuis cette époque jusqu'à son entrée à l'hôpital. Il souffre de douleurs dans le canal pendant la miction, mais nullement après. Il urine plus facilement couché que debout, mais les mictions sont fréquentes, toutes les vingt minutes environ, et quelquefois involontaires. Un peu de distension de la vessie. Les fonctions digestives se font mal. Soif très-vive, pas d'appétit. La peau présente une coloration jaunâtre. Les urines sont pâles, décolorées, abondantes.

25 janvier. Urines : nuit, 2,500 gr. ; jour, 2,000 gr.

Les urines sont troubles. Elles contiennent peu de pus, qui ne dépose pas au fond du vase.

Exploration. — Paroi abdominale très-épaissie.

Toucher rectal. — La prostate est peu volumineuse.

En combinant le toucher rectal et la palpation abdominale on reconnaît que la vessie est volumineuse. Ce volume anormal peut dépendre, ou bien de l'épaississement des parois, ou bien de ce que la vessie ne se vide pas complètement.

Le malade a uriné il y a peu de temps. On introduit une sonde dans la vessie et on retire 450 gr. d'urine assez claire, mais qui se trouble bientôt.

Par un second toucher rectal, on constate que la vessie a diminué de volume, ce qui montre que le volume n'est pas dû à l'épaississement des parois.

Cathétérisme quotidien.

Le 27. Urines : nuit, 2,250 gr. ; jour, 2,000 = 4,250 gr.

Le malade boit au moins trois litres de tisane.

Le 28. Urines : nuit, 2,250 gr. ; jour, 2,000 = 4,250 gr.

Le 29. Idem.

Le 30. Le malade n'urine plus dans son lit. Nuit, 2,500 gr. ; jour, 2,000 = 4,5000 gr.

Le 31. Urines : nuit, 2,000 gr. ; jour, 2,500 = 4,500 gr.

1er janvier. Urines : nuit, 2,250 gr. ; jour, 2,858 = 4,500 gr.

Densité, 1,1010.

Urée, 7,15 par litre, c'est-à-dire 32 gr. en vingt-quatre heures.

L'urine est alcaline à l'émission. Elle contient du pus, ni sucre ni albumine.

Le 2. Soif ardente, continuelle. Le cathétérisme n'apportant aucun soulagement au malade. on le supprime.

Urines : nuit, 3,000 gr. ; nuit, 2,000 = 5,000 gr.

Langue sèche, noire.

Le canal de l'urèthre est libre.

Pilules : extrait de gentiane, 0,10 ; sulfate de quinine, 0,05.

6 pilules par jour.

Le soir, une pilule d'opium.

Le 3. Soif aussi inteuse. Pas d'appétit.

Un litre de lait par jour. Le malade boit au moins 5 litres de tisane ou de limonade vineuse.

Urines : nuit, 2,500 gr. ; jour, 2,500 = 5,000 gr.

Le 4. Urines : nuit, 2,500 gr. ; jour, 2,250 = 4,750.

Le 5. Dort mieux. Urines de la nuit rougeâtres.

Nuit, 2,500 gr. ; jour, 1,500 = 4,000 gr.

Le jour, le malade a eu la fièvre.

Température : matin, 37,6 ; soir, 37,8.

Le 6. Même état fébrile. Température ; matin, 37,6, soir, 38,4.

Urines : nuit, 3,000 gr. ; jour, 1,600 = 4,600 gr.

Le 7. Soif un peu moins vive. La langue est aussi sèche et aussi noire.

Urines faiblement alcalines, de coloration chyleuse.

Nuit, 2,500 gr. ; jour, 2,000 = 4,500 gr.

Température : matin, 38,2 ; soir, 38,2.

Le 8 et 9. Même état, même quantité d'urine, même température.

Le 10. La soif dimiuue. Constipation.

Un lavement purgatif.

Urines : nuit, 2,500 gr. ; jour, 2,000 = 4,500 gr.

La température reste à 38°.

Le 11. Même état, même quantité d'urines.

Le 12. Langue un peu moins sèche. Lavement purgatif.

Urines : nuit, 3,000 gr. ; jour, 1,750 = 4,750 gr,

Urée : 7,60 par litre ou 31 gr. 80 en vingt-quatre heures.

Densité 1,018 à 15°.

Acide urique, 0,30 en vingt-quatre heures.

Le 13. La nuit a été mauvaise. Grand abattement. Sueurs abondantes.

Urines plus alcalines. En vingt-quatre heures, 2,500 gr.

Le 14. Mort à 3 heures du matin.

Obs. VI. — (Service de M. Guyon). Hypertrophie prostatique. Rétention avec distention. Incontinence. Polyurie.

Pélizot, 77 ans, entré le 15 novembre 1876, salle Saint-Vincent, n° 22. Malade depuis le 2 novembre.

Avant cette époque le malade pissait assez souvent, deux ou trois fois la nuit; depuis ce moment il ne peut plus uriner que quand il fait de violents efforts et rend quelques gouttes d'urine. La vessie forme au-dessus du pubis une saillie ovoïde qui remonte à trois travers de doigt au-dessous de l'ombilic.

Incontinence par regorgement.

Œdème dees membres inférieurs depuis huit jours.

Au début de la maladie les selles ont été sanglantes.

La langue est belle, humide.

Le canal est libre. Cathétérisme évacuateur.

2,250 gr. en vingt-quatre heures. Pas de sang à la fin, mais l'urine est trouble, un peu brunâtre.

17 novembre. Sonde à demeure.

Matin, 1,800 gr. ; soir, 2,700 = 4,500 gr.

Le 18, 19 et 20. En vingt-quatre heures, 4,000 gr.

Le 22, 3,000 gr. La sonde a été retirée.

Le 22, 3,500 gr. La sonde est replacée.

Le 23, 1,000 gr. Le malade a eu peu de fièvre.

Le 24, 1,000 gr.

Le 25, 2,000 gr.

Le 26, 2,200 gr.
Le 27. 2,200 gr.
Le 28. 1,500 gr.
Le 29. 1,700 gr.
Le 30. 2,000 gr.
2 décembre. 1,500 gr.
On retire la sonde.
Le 7. 1,750 gr.
Le 8. 1,750 gr.
Le 9. 1,750 gr.
Le 12. 1,800 gr.
Le 18. Le malade meurt après une période adynamique, subdélirium et coma depuis plusieurs jours.

Os. VII. —(Service de M. Guyon, Necker). Hypertrophie de la prostate. Rétention incomplète avec distension. Incontinence. Polyurie. Troubles dyspeptiques.

Betmelle, 65 ans, entré le 15 octobre 1877, salle Saint-Vincent, n° 12.

Les accidents ont débuté il y a deux ans, à cette époque, les mictions difficiles et très-longues. Les envies étaient fréquentes, *surtout la nuit.*

Aujourd'hui le malade urine presque toutes les *cinq* minutes et souffre beaucoup, surtout au début de la miction, principalement depuis six semaines. Il y a, de plus, incontinence vraie.

La langue est *un peu sèche* et de réaction *légèrement acide.* La soif est très-vive, l'appétit médiocre, les troubles digestifs assez notables; il y a des alternatives de diarrhée et de constipation.

La vessie remonte jusqu'à l'ombilic. L'urine est très-limpide, acide, de couleur ambrée, sans dépôt même au bout de douze heures. Quantité en vingt-quatre heures, 3,000 gr.

Le 17. Exploration. Canal libre.

Prostate grosse et longue. On évacue une partie du contenu de la vessie. Le soir on reprendra l'évacuation progressive.

Urines, 3,000 gr. Densité, 1,010. Matières fixes, 16,10.

Urée, 7,07 pour 1,000, c'est-à-dire 21 gr. 20 par jour. Acide urique, 0,20.

Le 18. On a renouvelé le cathétérisme hier soir, après le sondage le malade est resté douze heures et demi sans uriner. On laisse la vessie se vider.

Le 19. Le malade a beaucoup souffert quand la vessie a été vidée.

Même quantité d'urine. Les urines sont un peu troubles. Pas de fièvre. On continue les sondages partiels.

Le 20. Un peu moins de polyurie. Le malade ne rend plus que 2,000 gr. d'urine, mais elle est moins claire quoique sans dépôt apparent. Le malade reste trois heures sans uriner. On vide la vessie.

Le 21. On vide la vessie matin et soir. Le malade a pu rester six heures sans uriner. Il n'a pas perdu ses urines cette nuit. Pas de fièvre. 2,000 gr. d'urine.

La langue est moins sèche, mais l'appétit n'est pas encore revenu pour les *viandes*.

Le 22. Le malade se sent beaucoup mieux. La polyurie diminue. En même temps la vessie est moins distendue.

Le 23. En vingt-quatre heures, 1,600 gr.

Le 24. En vingt-quatre heures, 2,000 gr.

Le 25. Les urines redeviennent troubles et plus abondantes, 3,000 gr. Quelques symptômes de cystite. Le malade a uriné toutes les demi-heures.

Le 26. Emission d'urines de plus en plus fréquentes, le malade perd souvent son urine. Il commence à se sonder lui-même. Quantité, 2,500 gr. Même analyse.

Le 27. 3 cathétérisme dans vingt-quatre heures, 2,800 gr

Le 28. — — 3,000 gr.

Le 29. Le malade se sonde lui-même toutes les six heures. Quantité, 3,500 gr. avec depôt de pus.

1er novembre. En vingt-quatre heures, 2,250 gr.

La langue est humide. L'appétit revient un peu.

Le 2 et 3. Meilleur état général.

Le 4. Le malade se sonde toujours toutes les six heures, 2,000 gr. en vingt-quatre heures. Dépôt purulent. L'appétit est nul. La soif vive.

Le 5. 1,800 gr. d'urine trouble avec pus. Neutre. Le malade sort sur sa demande.

OBS. VIII. — Service de M. Guyon. Rétention incomplète.

Maurice (Joseph), charpentier, 65 ans, entré le 15 avril 1877 malade depuis six mois. Depuis huit jours, il voit du sang dans ses urines. En pratiquant le cathétérisme on retire de la vessie une urine neutre assez abondante. Polyurie surtout pendant la nuit.

Le 18. Nuit 3000; jour 1500.

Le 19. id.

Le 20. Le sondage du matin donne 3|4 de litre d'urine.

Le 21. Le malade a eu de la fièvre la nuit. Il n'y a plus en tout que 2000 gr. d'urine.

On laisse une sonde à demeure.

Le 22. Urine. Nuit 1500; jour 1000. Un peu de sang.

Le 23. Nuit 1500; jour 1000. id.

Le 24. Plus de fièvre. Urine. Nuit 1900; jour 1000. Acidulée à la sortie, mais alcaline après la nuit.

Le 25. 26. id.

Le 27. 2000.

1er mai. id.

Le 2. Injection d'acide borique 2|100 le matin.

Le 3. Les urines sont franchement acides à l'émission et conservent l'acidité plus longtemps.

Le 4. Injection le matin.

Le 9. On retire la sonde, mais il y a de la rétention la nuit suivante.

Le 9. On replace la sonde.

Le 11. On continue les injections. Les urines ne deviennent alcalines qu'après la secrétion.

Le 12. 2500 en vingt-quatre heures.

Le 13. id.

Les 14, 17. id.

Le 18. Un peu d'hématurie.

Le 19. id.

Les 20, 21. Caillots rendant l'urine beaucoup plus rapidement alcaline.

Le 21. On suspend les injections, mais on laisse toujours une sonde à demeure.

Le 22. Plus d'hématurie.

Le 23. Id. Urines en vingt-quatre heures 2000, restent acidulées.

Les 24, 29. 1600.

1er juin. On remplace la sonde par une bougie à demeure. Fièvre.

Le 2, 5. Fièvre. Urine en vingt-quatre heures 1500.

Le 5. Fièvre très-forte. Trois sondages dans la journée.

Le 6. id. On retire 1500 gr. d'urine acidulée en tout.

Le 11. Sondage matin et soir. Encore de la fièvre.

Le 12. L'urine devient plus rapide, alcaline à cause du séjour prolongé dans la vessie.

Les 13, 14, 15. Grande amélioration de l'état général. On continue le sondage jusqu'au 29, jour où le malade a uriné seul en partie.

Le 28. Continue à uriner dès la nuit (1000 gr.)

Les 24, 30. Id. jusqu'au 5 juillet.

4 juillet. Il se sonde lui-même. La quantité d'urine remonte à 2500 en vingt-quatre heures.

Les 5, 9. On a 3000.

Les 10, 13. Diminution.

Le 15. Plus 2000 gr. acidulée, mais contenant une certaine quantité de pus.

Les 15, 20. Id.

1er août. 1500 gr. d'urine claire avec dépôt faible.

Le 5. Exeat. Etat bien amélioré.

D'après ces nouvelles observations nons pouvous voir que l'état des urines est le même que dans les cas étudiés au début de ce chapitre ; les modifications paraissent seulement plus accentuées. En effet, les lésions sont plusprofondes et plus étendues, elles occupent presque toutes les parties constituantes de l'appareil urinaire.

Un autre fait est surtout digne de remarque, c'est l'influence de la fièvre sur la marche de la polyurie.

Ces considérations nous paraissent bien placées ici, car cette complication fébrile se rencontre de préférence chez des malades atteints de rétention incomplète d'origine prostatique.

D'une façon générale, nous pouvons dire que la diminution relative des urines s'observe surtout lorsque le malade est pris d'un accès de fièvre sous l'influence d'une manœuvre chirurgicale, ou bien dans les dernières périodes de la maladie.

Il faut savoir rechercher cette diminution. On serait tenté, lorsqu'on voit un malade rendre, en vingt-quatre heures, 1000 ou 1200 grammes d'urine, de penser que la sécrétion est normale, si on ne savait que les jours précédents la quantité était de 3000 à 4000 gr. C'est donc à une quantité relative qu'on a affaire, et non à une diminution absolue.

Cette diminution se fait lentement ou d'une façon brusque, elle dépend de la marche progressive de l'affection, de l'envahissement plus profond du parenchyme rénal, de la concomitance d'une néphrite parenchymateuse. Lorsqu'elle se montre brusquement elle est plus particulièrement sous l'influence de l'état fébrile. Chez ces malades la fièvre procède par accès, subitement, avec sueurs extrêmement profuses, l'urine peut descendre à quelques centaines de grammes à peine alors que la veille elle s'élevait à 3 ou 4 litres ; le plus souvent la sécrétion est diminuée d'un tiers, mais cet abaissement ne persiste pas ; dès que la fièvre diminue, la polyurie reparaît.

Il ne faudrait pas confondre non plus cet abaissement

avec la diminution qui résulte d'une amélioration. L'état général seul indique qu'il ne peut en être ainsi, et de plus cette urine présente tous les caractères de l'urine fébrile.

Lorsque la maladie s'améliore, on voit l'urine diminuer tout en restant claire; mais comme l'affection est de longue durée, la polyurie persiste à l'état stationnaire pendant un temps plus ou moins long avant de subir les variations que nous avons indiquées. C'est donc une polyurie permanente, ou du moins presque permanente, et qu'on ne peut confondre avec la polyurie transitoire que nous allons trouver bientôt chez quelques tuberculeux.

La polyurie permanente paraît donc d'un pronostic plus grave que la polyurie temporaire ; quant à la diminution relative dans la quantité des urines, elle doit peu nous inquiéter lorsqu'elle survient brusquement, puisqu'elle est le plus souvent sous la dépendance d'un accès fébrile; celle qui s'établit lentement, au contraire, paraît avoir une signification plus redoutable puisqu'elle indique une marche toujours progressive de l'affection parenchymateuse.

Nous pourrions actuellement jeter un coup d'œil rapide sur ce qui se passe chez les calculeux.

Cette polyurie, quand elle existe, ce qui est beaucoup moins fréquent, est surtout diurne par opposition à la précédente qui est nocturne; elle est peu abondante en moyenne et reconnaît pour cause l'irritation du col vésical par les débris calculeux toujours en mouvement à l'état de veille. Pendant la nuit, la polyurie, de même que les excès fréquents, cessent en partie.

Nous pouvons à ce propos rappeler l'histoire de ce calculeux, qui, pendant trois semaines, en 1877, rendait chaque jour de 3,000 à 4,000 gr. d'urine (observation appartenant au service de Necker).

Obs. IX. — Service de M. Guyon.

Nouvaux (Eugène), âgé de 37 ans, entre pour la deuxième fois, le 26 mai 1877, dans le service de M. le professeur Guyon, salle Saint-Vincent, n° 10. Il est calculeux.

Ce malade subit plusieurs séances de lithotritie jusqu'au jour où commence l'observation spéciale des urines qui ont toujours été très-alcalines, louches, et laissant déposer du pus et des débris de calculs.

24 juillet. 4 gr. de salicylate sodique pris en quatre fois. Urines toujours très-alcalines (3510 gr.)

Le 25. Id.

Le 30. Suppression du salicylate, le 30 jusqu'au 8 août, les urines n'ayant subi aucune modification.

8 août. On redonne 4 gr. de salycilate de soude. L'urine est un peu plus belle le lendemain, mais toujours alcaline. Quantité 3600 gr.

Le 12. 4 litres en 22 heures. Alcalines au sortir de la vessie.

Le 13. Urine presque neutre 3000 gr. Dépôt bien moins abondant. Les souffrances ont diminué.

Le 14. Suppression du salicylate.

Le 15. L'urine reste acide dix minutes. Le malade a beaucoup moins souffert.

Le 15. Le malade souffre davantage. Il a un peu de fièvre. L'observation ne va pas plus loin.

3. *Polyurie chez les tuberculeux et après le cathétérisme.*

L'envahissement de l'appareil urinaire par les granulations tuberculeuses se montre à deux périodes de cette affection, tantôt tout à fait au début, alors que les signes physiques et les symptômes fonctionnels font encore défaut dans le système de la respiration ; tantôt au contraire la vessie, l'urèthre, les reins deviennent tuberculeux d'une façon secondaire, souvent par propagation d'inflammation spécifique.

Rarement la polyurie se montre dans les lésions avancées de la tuberculose, lorsque la cystite n'est qu'un accident, une complication terminale.

Les trois observations que nous publions appartiennent à des sujets chez lesquels l'examen des signes locaux du côté du poumon ne fait apprécier presque aucune modification.

Obs. X (personnelle). — Cystite tubercueulse. Polyurie.

Barré, âgé de 16 ans, entré le 14 mars 1878, service de M. le professeur Guyon, salle Saint-Vincent, n° 15.

Il y a deux ans, le malade a été pris de besoins d'uriner surtout la nuit. Il urinait à peu près chaque chaque demi-heure; les mictions n'étaient pas douloureuses. Cet état a persisté six mois. Puis il a uriné au lit pendant sept ou huit mois. La belladone l'a considérablement amélioré.

A la suite d'un cathétérisme, il y a un an, il a eu une hématurie, qui s'est renouvelée après une marche ou une fatigue. D'autres fois, il venait quelques gouttes de sang à la fin de la miction.

La prostate est indurée et bosselée.

Suppositoire à l'onguent napolitain. Bains de Baréges. Tisane d'Uva ursi.

Le 18. Régime lacté. L'urine est un peu trouble, mais ce défaut de transparence est bien moins accusé que chez la plupart de nos malades.

Le 19. Mictions aussi fréquentes. Pas d'albumine.

Le 20. Cathéterisme avec la sonde d'argent. Pas de corps étranger. Un peu de sang.

Le 21. Le lendemain du cathéterisme le malade a uriné 2000 gr. pendant la nuit, et 2500 pendant le jour.

Le 22. La polyurie persiste, 4000 gr. en 24 heures.

Le 23. Jour 1500 gr., nuit 2500 ; 4000 en 24 heures.

Le 25. Le malade boit deux pots de tisane.

Jour 2250. nuit 1750 ; 4000 gr.

Le 27. Jour 1500, nuit 2000; 3500 gr.

Le malade prend du seigle ergoté.

Le 28. Jour 1750, nuit 2000 ; 3750 gr.

Le 29. Jour 1500, nuit 2000; 3500 gr.

Le 30. Jour 1250, nuit 2500 ; 3750 gr.

1er avril. Jour 1750, nuit 2000 ; 3750 gr.

Le 2. Jour 1500, nuit 2250 ; 3750 gr.

Le 3. Jour 1000, nuit 2000 ; 3000 gr.

Le 4. Jour 500, nuit 2000; 2500 gr.

Le 5. La nuit les mictions ont été très-fréquentes. En vingt-huit fois, le malade a rendu à peu près 200 gr. d'urine.

Jour 1500, nuit 2750 ; 4250 gr.

Le 6. Jour 500, nuit 2000; 2500 gr.

Le 10. Le malade urine la nuit toutes les cinq minutes et le jour tous les quarts d'heure.

Jour 500, nuit 2000; 2500 gr.

Le 11. Jour 1000, nuit 1000, nuit 1000; 2000 gr.

Le 12. Jour 1250, nuit 1250 ; 2500 gr.

Le 13. Jour 500, nuit 1500; 2000 gr.

Le malade reste dans cet état stationnaire, n'ayant plus d'incontinence, mais urinant souvent, et en assez grande abondance. L'état général est satisfaisant.

Obs. XI (personnelle). — Tuberculose génito-urinaire. Polyurie.

Cuenet (Victor), 34 ans, entré dans le service de M. le professeur Guyon le 19 octobre 1878.

Ce malade a eu il y a dix ans une pleurésie; il tousse quelque peu depuis cette époque, et crache de temps en temps quelques filets de sang.

Jamais il n'a eu de blennorrhagie.

Il y a dix-huit mois, il a commencé à se plaindre d'envies fréquentes d'uriner.

Dans le mois de juillet 1877, difficulté de garder ses urines. Légère incontinence, la nuit surtout. Mictions fréquentes; urines louches, contenant de petits filaments blanchâtres.

En décembre, disparition de l'incontinence.

Au mois de mars, après une amélioration relative, les urines redeviennent purulentes et rougeâtres; elles ne contiennent plus de filaments comme autrefois, mais du pus. L'appétit était assez bien conservé.

Actuellement l'épidydime gauche présente une bosselure très-accusée.

La prostate est bosselée légèrement à gauche, un peu indurée.

22 octobre. En vingt-quatre heures, le malade urine quarante fois.

Potion au chlorate de potasse.

Le 24. Le malade a uriné vingt-six fois. La quantité des urines est augmentée environ de 3500 gr. en 24 heures. Le malade n'a pas été sondé

4 novembre. Le malade urine moins souvent, mais la quantité est aussi abondante.

7 décembre. Depuis quelques jours, l'urine contient un peu de sang et beaucoup de pus. La quantité a diminué quelque peu.

Le 11. En vingt-trois heures, le malade a rendu 3000 gr. d'une urine sanguinoleute. Quand il prend du chlorate, il souffre davantage et urine du sang. La quantité d'urine est plus grande la nuit. Environ 1000 gr. le jour et 2000 la nuit.

Le malade est altéré et boit trois pots de tisane dans les 24 heures.

Le 12. En 24 heures, 2500 gr.

Le 13. Le malade ne prend plus de chlorate de potasse et souffre moins. Il rend toujours 3000 gr. d'urine sanguinoente.

Le 14. En 24 heures, 3000 gr.

Le malade est encore actuellement en observation.

Obs. XII. — Tuberculose génito-urinaire. Polyurie.

Renault, 48 ans, entré le 29 juin 1877, service de M. le professeur Guyon.

Ce malade n'a jamais eu de blennorrhagies.

Il souffre en urinant depuis environ deux ans, mais a e des rémissions passagères. De temps en temps hématuries principalement à la fin de la miction.

Mictions fréquentes, tous les quarts d'heure, douloureuses surtout à la fin.

Urines louches.

Quelques bosselures à la queue des deux épididymes.

Le cathétérisme est facile. Les parois de la vessie sont très-épaisses. Colonnes vésicales qui font saillie dans la cavité de l'organe.

La prostate est un peu bosselée et endurci surtout à gauche.

Le 2 juillet. Salicylate de soude 0,25 centigr.

Le 3. Le malade a uriné 3 litres en 24 heures.

Le 5. Le malade a uriné 4000 gr. en 24 heures. La bouche est sèche, et il boit beaucoup.

Le 7. Salicylate de soude 3 grammes. Le malade a uriné 3250 gr.

Le 10. En vingt-quatre heures 3500 gr.

Le 13. En vingt-quatre heures 3000, même potion.

Le 18. En vingt-quatre heures 3000 gr.

Le 21. Mictions toujours fréquentes, tous les quarts d'heure, un peu plus fréquentes la nuit. Il urine toujours de 3500 gr. à 4000 gr. en 24 heures.

Le 1er août. Même état, même traitement.

Le 2. Etat très-peu amélioré.

Dans l'observation X de Barré, les urines sont presque claires ; dans le cas suivant elles sont très-louches, et contiennent des filaments blanchâtres. C'est que le premier malade n'avait pas à proprement parler, de cystite, tandis que le second presentait un catarrhe vésical assez accusé.

C'est dans la tuberculose urinaire qu'on trouve ces deux sortes d'urines.

Quand la tuberculose vésicale est primitive, le premier

symptôme, le seul même qui se manifeste pendant plusieurs mois, est une miction très-fréquente, et nous avons vu le jeune Barré uriner jusqu'à 26 fois en une nuit. C'est dans ces cas qu'on peut voir si pour une cause accidentelle on est amené à faire une autopsie à la première période, des granulations tuberculeuses miliaires quelquefois très-confluentes occuper le bas-fond de la vessie et principalement le pourtour du col et envahir la portion prostatique de l'uréthre. Nulle raison alors pour que la vessie dans ces conditions sécrète du pus et si cette sécrétion se produit, c'est en très-faible quantité. L'irritation du col réagit sur la vessie toute entière qui à chaque instant éprouve le besoin d'expulser les quelques gouttes d'urine qu'elle contient. Mais cette irritation n'agit pas exclusivement sur l'organe contractile; sous l'influence du système nerveux et par un mécanisme réflexe sur lequel nous nous étendrons dans le chapitre suivant elle provoque l'organe sécréteur et produit la polyurie. On s'explique alors parfaitement pourquoi l'urine, dans ces conditions, présente les caractères de l'urine nerveuse, pourquoi elle est peu trouble, pourquoi sa seule modification est l'augmentation des principes aqueux.

L'irritation du col vésical ne se fait pas d'une façon constante; elle procède par paroxysmes ; aussi la polyurie est-elle passagère et le plus souvent intermittente.

Lorsqu'au contraire la cystite tuberculeuse est secondaire, lorsque les lésions sont plus étendues en surface et en profondeur, la muqueuse est altérée dans sa structure et ses propriétés. Aux causes de polyurie précédentes se joint l'état de cette muqueuse, le résultat est l'aspect louche et trouble de l'urine qui renferme alors de nombreux détritus épithéliaux et les granulations qui résultent de la désagrégation des éléments albuminoïdes du pus. Aussi cette polyurie est-elle le plus souvent continue.

Chez certains malades très-impressionnables, le cathétérisme est suffisant pour provoquer une sorte d'attaque de polyurie. Celle-ci n'est nullement comparable à la polyurie due au rétrécissement, aux lésions prostatiques, à la rétention chronique ; elle est transitoire et dure à peine quelques jours. M. le professeur Guyon. dans le chapitre de son ouvrage en voie de publication, qu'il a bien voulu nous communiquer, rapporte le cas d'un malade atteint d'un léger rétrécissement chez lequel la simple introduction d'une bougie à travers le point étroit déterminait une crise de polyurie passagère. Rien ne se produisait si l'on ne dépassait pas le rétrécissement. Chez un autre malade, cité dans le même ouvrage, la polyurie avait éclaté à la suite d'une injection de nitrate d'argent au 500e, dans la vessie.

De même, chez quelques autres malades, nous avons constaté une polyurie très-passagère à la suite du coït; elle durait un jour à peine sans déterminer de douleur ni aucun autre trouble fonctionnel.

Ces faits ont déjà dans les quelques lignes précédentes reçu une partie de leur explication ; le point de départ est toujours dans l'excitation passagère du col et des parties voisines, soit par un instrument, soit par une manœuvre chirurgicale quelconque, soit par le sperme au moment de l'éjaculation. Nous entrerons dans plus de détails dans le chapitre suivant.

PHYSIOLOGIE PATHOLOGIQUE

Nous avons, dans les chapitres précédents, suffisamment insisté sur les changements de qualité de l'urine des polyuriques. L'existence de ce symptôme lui-même ne saurait plus être mise en doute, malgré sa rareté relative.

Actuellement nous nous proposons de chercher sous quelle influence ce trouble quantitatif se produit, quel mécanisme préside à son évolution, et quelles raisons on peut invoquer pour expliquer la persistance ou l'intermittence de ce symptôme.

De nombreuses hypothèses ont été émises pour rendre compte de ce trouble fonctionnel.

Et d'abord est-il vrai que, la compression exercée par la vessie distendue, les uretères et les calices dilatés sur les vaisseaux rénaux, étant supprimée brusquement, la polyurie puisse se produire? Cette compression peut, il est vrai, se rencontrer dans certains cas, mais elle est assez rare; elle ne peut se montrer que lorsqu'on a affaire à une rétention chronique d'urine ayant amené la dilatation de toute la partie supérieure du canal excréteur. Or la polyurie n'existe pas seulement dans ces circonstances, elle apparaît aussi chez certains tuberculeux qui n'ont à proprement parler ni rétention complète ni stagnation.

De plus, si cette raison pouvait être invoquée, nous remarquerions d'une façon constante les effets de la compression aussi bien sur le système veineux que sur le système artériel; l'obstacle à la circulation en retour se traduirait comme nous le voyons, dans certaines affections du cœur, par une albuminurie persistante et abondante. Il suffit, pour ruiner cette hypothèse, de relire nos observations. Presque jamais nous n'avons noté d'albumine, ou du moins quand elle existait, elle était en quantité minime et devait être mise exclusivement sur le compte de la présence de granulations purulentes; celles-ci en effet contiennent des principes albuminoïdes qui ne peuvent être nullement différenciés de l'albumine provenant d'une stase veineuse dans la sphère de l'activité rénale.

Enfin l'époque où se produit cette polyurie ne nous autorise nullement à admettre cette hypothèse. Se montre-t-elle au moment de la suppression brusque de cette compression? La voyons-nous se produire lorsque la circulation n'est plus entravée? En aucune façon, la polyurie précède cette évacuation, et on ne peut même pas l'expliquer en employant ce vieil adage : « Post hoc, ergo propter hoc. »

Une autre hypothèse, indiquée depuis longtemps et discutée récemment dans une thèse de 1873 (Dr Persillon), est celle d'après laquelle la polyurie serait exclusivement due au changement de pression qui se produit après l'évacuation de la vessie par le cathétérisme. Ce serait une polyurie ex-vacuo.

Il est un accident qui résulte en effet de l'évacuation complète et rapide ou même incomplète d'une grande quantité d'urine retenue dans son réservoir, c'est l'hématurie, et non pas la polyurie. Nous pouvons le dire en commençant, l'hématurie ex-vacuo existe, mais la polyurie ex-vacuo ne paraît pas avoir sa raison d'être.

Quand on évacue une vessie fortement distendue depuis longtemps, c'est-à-dire lorsque l'on a affaire à cette variété de rétention que M. Guyon appelle rétention incomplète avec distension, et dont le pronostic est assez grave, on observe les faits suivants : d'abord l'urine est transparente ou du moins ne contient pas de sang; puis, lorsqu'un demi-litre a été retiré, on voit souvent le liquide devenir un peu plus foncé, et contenir un peu de sang; si on continuait l'évacuation, ce ne serait plus une urine sanguinolente qu'on retirerait, mais du sang presque pur.

Si on cherche à se rendre compte anatomiquement de ces hématuries, on peut constater parfaitement la lésion sur des vessies ayant retenu longtemps de notables quantités d'urine. La muqueuse est enflammée chroniquement, elle est épaissie, ramollie par places et présente toujours des ecchymoses plus ou moins nombreuses avec extravasation sanguine. Sur un fond ardoisé, on constate un pointillé noirâtre, et même de larges plaques ecchymotiques. C'est que la vessie est malade depuis longtemps ; les vaisseaux de la muqueuse ont cédé en certains points, et le vide produit par la déplétion change les conditions de pression ; l'hématurie peut ainsi facilement être expliquée ; il n'en est pas de même de la polyurie.

Le travail de M. Persillon s'appuie sur quatre observations : trois sont des hommes atteints d'affections urinaires ; tels sont les matériaux qui ont servi de base à la polyurie ex-vacuo qu'il défend.

Qu'il nous soit permis de rappeler trois de ces observations qui nous regardent d'une façon spéciale.

Obs. XIII. — Thèse de Persillon, 1876.

Homme de 52 ans, entré le 13 mars, au matin, à l'hôpital de la Pitié, salle St-Louis nº 49, dans le service de M. le professeur Verneuil.

Il est atteint de rétention d'urine, reconnaissant pour cause une hypertropie de la prostate.

On le sonde une première fois sans difficulté vers 2 heures de l'après-midi. On retire de la vessie 2 litres 1/2 d'urine environ. A la visite du soir vers 6 heures, nouveau cathétérisme évacuateur ; il sort 1 litre 1/2 d'urine au moins.

Le 14 mars. Ce matin à 2 heures l'interne de garde est encore obligé de le sonder. La quantité d'urine évacuée à ce dernier cathétérisme est évaluée par le malade à 1 litre au moins.

Au moment de la visite, la vessie est encore distendue, le cathétérisme pratiqué séance tenante donne un peu plus de 1 litre d'urine. Ce malade n'a rien fait qui puisse avoir provoqué cette sécrétion exagérée d'urines ; il n'a pas pris de diurétiques ; il ne s'est pas gorgé de tisane.

Prescription : un bain. On apprend au malade à se sonder lui-même avec la sonde en caoutchouc.

15 mars. L'hypersécrétion continue. Les urines des vingt-quatre heures conservées dans un bocal, s'élèvent à 2200 gr. sans sucre ni albumine.

Le malade dit qu'il n'a pu se sonder depuis 5 heures du matin.

Son canal a un peu saigné. M. Verneuil se contente de passer une sonde élastique à grande courbure armée d'un mandrin, ce qui se fait sans difficulté. Il retire 1/2 litre d'urine.

18 mars. Les urines des vingt-quatre heures ne s'élèvent plus qu'à 1700 gr. et le malade commence à rester levé toute la journée.

Obs. XIV (Thèse de M. Persillon 1876).

Le 10 juin 1873, rentre à l'hopital de la Pitié, salle St-Louis nº 58, un vieillard de 72 ans.

Il est atteint d'hypertrophie de la prostate et consécutivement de rétention d'urine.

On le sonde une heure après son entrée; il sort 2 litres 1/2 d'urine environ. A la visite du soir on retire encore 1 litre 1/2, ce qui faisait 4 litres pour la journée.

Le 11. A la visite du matin on retire 1 litre 1/2 d'urine; on prescrit au bain, et on apprend au malade à se sonder avec la sonde en caoutchouc.

Le 12. La quantité d'urine s'élève à 2300 gr.

Le 14. 1800 gr. Ni sucre ni albumine. L'observation n'est pas plus détaillée.

Obs. XV (Thèse de M. Persillon).

M. Persillon cite le cas d'un malade atteint de rétention d'urine par suite d'un rétrécissement pénien avec contraction de la portion membraneuse de l'uréthre. Ce malade avait présenté, lui aussi, de la polyurie pendant 4 ou 5 jours.

La première observation a trait à un homme atteint d'hypertrophie de la prostate, pris subitement d'une rétention complète. La polyurie fut très-abondante pendant trois jours et le malade sortit ne rendant plus que 1700 gr. en vingt-quatre heures. Cette observation nous paraît fort incomplète; en effet, il n'est fait nullement mention de l'état des urines avant la rétention aiguë; on ne nous dit pas si le malade n'urinait pas beaucoup déjà depuis longtemps. Il est probable, en effet, en rapprochant cette observation de celles que nous avons publiées plus haut, que le malade éprouvait des désordres notables dans l'urination avant cet accident aigu. Si nous voulons encore être réservé, nous dirons que ce fait, s'il ne vient pas à l'appui de l'opinion que nous soutenons, ne saurait d'autre part l'infirmer.

Le fait qui nous frappe, ce n'est pas tant la polyurie que la disparition de cet accident dès qu'on a rétabli, d'une façon régulière, le cours des urines en favorisant la déplétion de la vessie.

Les mêmes reproches peuvent s'appliquer à la deuxième observation ; c'est un vieillard de 72 ans, présentant une hypertrophie notable de la prostate, et accoutumé à ces polyuries. Ici, l'auteur est plus explicite et ne ne nous laisse pas la peine de faire des suppositions. La polyurie précédait l'accident; elle était intermittente, et cédait au bout de quelques jours. Trois jours après son entrée à l'hôpital, c'est-à-dire trois jours après que le cours des urines eut été rétabli, tout accident avait disparu.

Le troisième cas, ayant rapport à un malade atteint de rétrécissement, est tellement écourté qu'il ne peut servir qu'à une chose, c'est à démontrer l'existence de la polyurie dans les cas de rétrécissement.

Dans la réfutation de ces observations nous ne prétendons pas nier la polyurie après le cathétérisme ; nous l'avons admise dans le chapitre précédent, et on ne doit pas nous accuser de nous contredire. Ce que nous ne saurions admettre c'est l'explication ex vacuo de cette polyurie ; il nous semble beaucoup plus naturel d'expliquer ce symptôme, comme nous le verrons tout à l'heure, par le fait de l'irritation momentanée du col vésical, irritation qui, par un réflexe, viendra agir sur l'organe sécréteur en déterminant une exagération de fonction, qui, elle aussi, sera momentanée.

Le travail que nous venons d'analyser est intitulé : Polyurie *consécutive* à la rétention d'urine. Nous, c'est la polyurie *pendant* la rétention, que nous avons en vue, la polyurie dans le cours des affections urinaires, et non pas précisément celle qui leur succède.

Pour nous, cherchant à développer les idées de notre maître, nous reconnaissons à cette polyurie trois causes : les altérations du rein, la propagation de proche en proche de l'irritation vésicale, aux uretères, aux bassinets et aux reins, et enfin une cause réflexe ; cette dernière nous paraît rendre compte de beaucoup de faits.

Au point de vue clinique, le symptôme polyurie revêt plusieurs formes ; tantôt il est temporaire, tantôt persistant, d'autres fois intermittent ; rien d'étonnant alors que ces différentes modalités cliniques n'admettent pas une cause unique.

A. *Polyurie par lésion rénale.* — Les maladies des voies urinaires se compliquent souvent d'altérations rénales. Une condition paraît indispensable, c'est l'ancienneté de la lésion. Assurément, les malades atteints d'un simple rétrécissement de l'urèthre n'ont presque pas à craindre de lésions de ce parenchyme ; mais que ce rétrécissement devienne très-serré, qu'il apporte un trouble notable à l'excrétion de l'urine, nous verrons tôt ou tard apparaître des lésions matérielles de la vessie se traduisant par une hypertrophie des tuniques, suivie d'un défaut de réaction de la musculeuse ; les urétères se dilateront, les bassinets s'altèreront et l'envahissement progressif atteindra le parenchyme rénal. Les mêmes altérations se rencontreront beaucoup plus rapidement et plus profondément dans le cas de lésions prostatiques, et nous avons été à même d'examiner des reins altérés d'après ce processus. C'est, nous le savons, la néphrite instertitielle hyperplasique qui est la lésion la plus fréquente et la plus profonde. Parfois même à cette sclérose s'ajoute une néphrite interstitielle diffuse suppurée, caractérisée par un grand nombre de petits abcès miliaires occupant surtout la substance corticale, lésion décrite par les Anglais sous le nom de rein chirurgical.

Chez les tuberculeux, les granulations ne restent pas limitées au col vésical ; elles envahissent de proche en proche les uretères, les bassinets, et la substance médullaire du parenchyme qui est parfois détruite et convertie en loges nombreuses, véritables cavernes rénales, en même temps que le microscope révèle une augmentation du tissu conjonctif interstitiel.

C'est donc la néphrite interstitielle qui est à craindre. Or, tous les auteurs ont mentionné la polyurie comme symptôme de cette affection. Quand l'urine est transparente chez nos malades, l'augmentation de quantité peut reconnaître cette lésion pour cause

Pour que cette étiologie puisse être invoquée d'une

façon rationnelle, il faut encore que cette polyurie soit chronique et persistante ; car elle doit suivre la marche de la maladie qui lui a donné naissance ; nous ne pourrons donc expliquer ainsi les polyuries transitoires ou celles qui apparaissent d'une façon intermittente.

Lorsque la polyurie cesse après le rétablissement du cours des urines, l'action du rein ne pourra certainement pas être invoquée, car il serait impossible de comprendre qu'une lésion qui ne rétrograde pas puisse donner naissance à un symptôme fugitif.

Mais dans les autres cas, l'altération rénale joue évidemment un rôle capital. Les petits vaisseaux du rein diminuent de calibre et sont parfois oblitérés.

Cette diminution dans la perméabilité vasculaire du rein ne saurait exister sans entraîner une exagération de la tension artérielle.

Certains auteurs ont cherché la cause de cette hypersécrétion dans les altérations locales du rein ; ils ont cru qu'elle était due à l'épaississement des cloisons inter-canaliculaires. Pour la plupart des auteurs, elle dépend de l'hypertrophie cardiaque et des complicacations qui en résultent.

Un fait important, qui a été déjà mentionné par M. le Dr Rendu (Thèse d'agrégation, 1878), c'est que la plupart des malades atteints d'affections urinaires et par suite de lésions rénales, n'ont pas d'hypertrophie cardiaque. Ces faits ont été confirmés par M. Alf. Jean, interne de M. le professeur Guyon, et on ne saurait, par conséquent, rattacher complètement la polyurie à cette augmentation de tension qui n'existe pas toujours. Pour M. Guyon, la lésion interstitielle n'agit qu'en excitant, qu'en provoquant directement le parenchyme rénal, en attendant qu'elle l'étouffe.

B. *Polyurie par propagation de proche en proche de l'irritation vésicale.* — Toutes les fois que la vessie ne se vide pas, quelle qu'en soit la cause, pourvu que cette rétention soit chronique, l'urine distend d'abord le réservoir vésical, puis les uretères, les bassinets, les calices, et vient comprimer le rein en exerçant une pression de dedans en dehors. La présence d'un liquide physiologique suffirait pour exciter le rein et augmenter son pouvoir de sécrétion.

Mais nous savons que dans ces cas l'urine n'est pas normale ; elle est souvent alcaline, contient des sels en excès, et des matières en voie de fermentation ; son pouvoir irritant doit donc être augmenté en raison de son altération.

L'urine normale qui coule facilement sur une plaie détermine rarement des accidents; si au contraire elle devient pathologique, si son cours est contrarié, si elle stagne dans une cavité close, comme cela se rencontre dans le cas de poche urineuse, elle ne tardera pas à produire des désordres parfois redoutables qui commenceront toujours par l'irritation de la cavité qui la renferme.

C'est précisément le cas qui nous occupe actuellement. Une urine est stagnante; de plus elle n'a plus ses propriétés physiologiques; ces deux faits seront suffisants pour amener d'abord une irritation de la cavité, puis une altération de structure. Cette altération de structure n'est pas nécessaire pour que l'augmentation de sécrétion se produise ; ainsi se trouvent expliqués ces cas dans lesquels la polyurie disparaît après un temps variable lorsque la stagnation d'une part a été supprimée, et lorsque d'autre part la qualité a été modifiée avantageusement.

C. *La polyurie est sous l'influence directe du système nerveux.* — Dans un assez grand nombre de cas, l'exagération de fonctions reconnaît pour cause un réflexe parti de la vessie par l'intermédiaire des filets centripètes, pour gagner le rein sous l'influence de l'excitation des nerfs centrifuges.

Nous le savons, toutes les fois que l'extrémité d'un canal excréteur est irritée, l'excitation agit par acte réflexe jusqu'à l'organe secréteur ; c'est une loi de physiologie générale qui trouve ici son application.

Les exemples ne manquent pas dans l'étude des sécrétions en particulier.

Les expériences de Cl. Bernard sur la corde du tympan nous montrent l'influence directe de l'excitation et de la section nerveuse sur l'augmentation ou la diminution de la sécrétion salivaire de la glande sous-maxillaire. Ces expériences sont assez classiques pour que nous n'ayons pas la peine de les rappeler ici. M. Cl. Bernard avait montré que l'excitation, soit directe, soit réflexe de la corde du tympan détermine un double résultat à peu près simultané ; d'une part une activité plus grande dans le travail de la sécrétion de la glande, avec accélération du cours du sang, au travers de l'organe. Il semblait donc qu'il y eût une certaine connexité entre ces modifications circulatoires et la suractivité de la sécrétion salivaire.

Ludwig, cependant, avait déjà été conduit par ses expériences, à considérer l'influence du système nerveux sur la sécrétion de la sous-maxillaire comme s'exerçant directement sur les éléments sécréteurs de cet organe, et non par l'intermédiaire d'une modificacation de la circulation intra-glandnlaire.

Plus récemment, M. Heidenham a démontré que l'on peut, à l'aide du sulfate d'atropine, supprimer complètement les effets sécrétoires, en laissant persister les phénomènes vasculaires. Ces expériences tendent donc à admettre que la sécrétion provoquée par l'action directe ou réflexe des nerfs glandulaires, se produit sous l'influence d'une action directe de ces nerfs sur les éléments propres de la glande, et qu'il existe par conséquent, dans ces nerfs, des fibres qui sont de véritables éléments nerveux sécréteurs.

Ce que nous venons de dire relativement à la glande sous-maxillaire ne peut peut-être pas être appliqué au rein d'une façon très-rigoureuse. En effet, le rein n'est pas seulement un organe sécréteur, il est, avant tout, un véritable filtre qui laisse transsuder l'urine provenant du sang. La séparation des phénomènes de circulation et de sécrétion ne peut certainement pas être aussi tranchée que pour les glandes salivaires, car nous ne devons pas oublier que la sécrétion de l'urine se produit sous l'influence de deux facteurs physiologiques principaux : 1o le travail fonctionnel des épithéliums rénaux, de ceux des tubes, et de ceux des glomérules; 2° la pression du sang dans les capillaires si nombreux du rein.

Mais quel que soit le mécanisme intime qui procède à cette sécrétion, nous devons retenir ce fait, que l'excitation d'un canal excréteur amène l'augmentation de fonction de l'appareil sécréteur. Toutes les sécrétions, le suc gastrique, la bile, le suc intestinal obéissent à cette loi ; il en est de même pour la sécrétion rénale.

M. Guyon rassemble sous trois chefs les conditions principales de la polyurie : 1° excitation douloureuse de la sensibilité de la partie profonde de l'urèthre ou de la muqueuse vésicale ; 2° envies répétées d'uriner la nuit ; 3° rétention incomplète surtout avec distension.

Nous avons trouvé ces conditions remplies dans la plupart de nos observations ; il nous reste à démontrer que c'est bien à elles qu'est dû le symptôme.

La douleur joue évidemment un rôle important dans les productions de cette diurèse, et Trousseau avait depuis longtemps insisté sur l'importance de ce fait étiologique, dans la production de certaines affections, du phlegmon périnéphrétique, par exemple.

Certainement la douleur provoquée par le passage d'un instrument dans l'urèthre, par la présence d'un liquide irritant dans la vessie, peut faire office de cause déterminante de l'hypersécrétion ; les cas de polyurie à la suite du cathétérisme en font foi. Mais cette excitation douloureuse n'est pas indispensable à la production du symptôme, l'excitation indolore de la vessie peut aussi bien le produire.

Que se passe-t-il en effet chez certains tuberculeux et chez les prostatiques ? Les mictions sont fréquentes la nuit, l'excitation vésicale est plus accusée et la polyurie plus intense. Il doit donc y avoir une relation étroite entre le nombre des mictions et la quantité d'urine sécrétée. Cette fréquence plus grande la nuit s'explique par un certain degré d'hyperémie et de congestion dans le système vasculaire de la vessie et de la prostate, hyperémie qui disparaît en partie le jour sous l'influence de la marche et du mouvement. Le col de la vessie, irrité par le contact permanent d'une urine altérée, réagit sur la musculeuse d'une part en produisant ces envies fréquentes, et, d'autre part, l'excitation est transmise à la moelle, puis de là, au parenchyme rénal Il se passe, pour la vessie, ce que nous voyons se produire pour la phthisie laryngée primitive. Les lésions superficielles du larynx provoquent une toux fréquente, c'est-à-dire une réaction de l'organe, comparable à ces réactions incessantes de la vessie amenant le ténesme et un besoin incessant d'uriner. Cette excitation vésicale rend donc bien compte de la polyurie dans certains cas mais, encore une fois, la douleur qui est une condition favorable, n'est pas obligatoire, car, dans la rétention aiguë, alors que les malades se tordent sur leur lit, nous ne voyons pas constamment des phénomènes d'hypersécrétion se produire.

Nous nous sommes déjà expliqués plus haut, relativement à la prétendue polyurie *ex vacuo*, dans la rétention d'urine avec distension. Le seul fait que le malade urine d'autant plus que la vessie est plus pleine, nous a empêché d'admettre cette pathogénie. Ici encore, c'est une action réflexe, dont le point de départ est la vessie enflammée.

PRONOSTIC ET TRAITEMENT.

Quant au pronostic de la polyurie, il découle de l'étude de ce symptôme. Assez sérieux quand il est permanent puisqu'il reconnaît pour cause une altération materielle et profonde des reins pouvant conduire directement aux accidents urémiques, ce trouble perd de sa gravité lorsqu'il se montre d'une façon intermittente, et doit disparaître, en partie du moins, après le rétablissement du cours des urines. C'est dire que, dans ces cas, la sonde à demeure, le cathétérisme répété rendront de grands services. Il en sera de même de la marche et de l'exercice en plein air, ainsi que l'indique M. le professeur Guyon, après avoir rappelé le mauvais effet du decubitus.

Les autres troubles fonctionnels résultant de la stagnation d'une urine malade disparaîtront assez rapidement après que la cause productrice aura été supprimée. Nous avons principalement en vue ces troubles digestifs, caractérisés par une sécheresse et une acidité de la langue, et ces troubles gastro-intestinaux dus à une urémie plus ou moins prononcée.

CONCLUSIONS.

1° Le symptôme polyurie existe d'une façon très-nette chez un certain nombre de malades atteints d'affections chirurgicales des voies urinaires.

2° Les états pathologiques qui peuvent lui donner naissance sont : quelquefois les calculs vésicaux, plus souvent les rétrécissements de l'urèthre, les altérations tuberculeuses de la vessie et de la prostate, plus fréquemment encore, les hypertrophies prostatiques qui s'accompagnent de cystite chronique et de rétention avec distension.

3° Cette polyurie varie entre 2,000 et 5,000 gram. En moyenne elle est de 3,000 grammes.

4° Elle est plus marquée la nuit que le jour, sauf chez les calculeux. Elle est persistante, temporaire ou intermittente.

5° Elle s'accompagne d'altérations qualitatives de l'urine qui est pâle, décolorée, laiteuse, d'une densité aible. L'urée est très-peu modifiée; elle n'est certainement pas augmentée. L'acide urique est diminué de moitié. Quelquefois la transparence existe encore en partie.

6° Cette polyurie peut reconnaître trois causes : 1° une altération rénale ; 2° l'excitation directe du rein par propagation de proche en proche de l'excitation ; 3° l'influence du système nerveux agissant par un mécanisme réflexe.

7° Comme symptôme, la polyurie, si elle est persistante, révèlera au chirurgien une altération du rein et lui permettra de prévoir les dangers d'une intervention immédiate. Ce sera donc un élément de pronostic important et un guide thérapeutique digne d'être sérieusement consulté.

A. Parent, imprimeur de la Faculté de Médecine, rue M.-le-Prince, 31

www.ingramcontent.com/pod-product-compliance
Ingram Content Group UK Ltd.
Pitfield, Milton Keynes, MK11 3LW, UK
UKHW021144230726
13926UKWH00002B/909